Dʳ Jacques DELCROS

ANCIEN INTERNE DES HOPITAUX DE PERPIGNAN

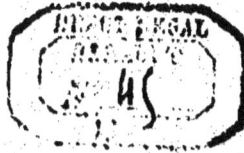

Sur un cas

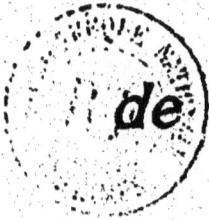

de Luxation

Cervicale

MONTPELLIER

G. FIRMIN, MONTANE ET SICARDI

SUR UN CAS

DE

LUXATION

DE LA

CINQUIÈME VERTÈBRE CERVICALE

AVEC SECTION DE LA MOELLE A CE NIVEAU

PAR

Jacques DELCROS

DOCTEUR EN MÉDECINE

ANCIEN INTERNE DES HOPITAUX DE PERPIGNAN

* * *

MONTPELLIER

IMPRIMERIE Gust. FIRMIN, MONTANE et SICARDI

Rue Ferdinand-Fabre et Quai du Verdanson

1905

PERSONNEL DE LA FACULTÉ

MM. MAIRET (✻) . . . . Doyen
TRUC . . . . Assesseur

Professeurs

Clinique médicale	MM. GRASSET (✻)
Clinique chirurgicale	TEDENAT.
Clinique obstétric. et gynécol	GRYNFELTT.
— — ch. du cours, M. Guérin.	
Thérapeutique et matière médicale. . . .	HAMELIN (✻)
Clinique médicale	CARRIEU,
Clinique des maladies mentales et nerv.	MAIRET (✻).
Physique médicale.	IMBERT
Botanique et hist. nat. méd.	GRANEL.
Clinique chirurgicale.	FORGUE.
Clinique ophtalmologique.	TRUC.
Chimie médicale et Pharmacie	VILLE.
Physiologie.	HEDON.
Histologie	VIALLETON.
Pathologie interne.	DUCAMP.
Anatomie.	GILIS.
Opérations et appareils	ESTOR.
Microbologie	RODET.
Médecine légale et toxicologie	SARDA.
Clinique des maladies des enfants . . .	BAUMEL.
Anatomie pathologique.	BOSC
Hygiène.	BERTIN-SANS.

Doyen honoraire : M. VIALLETON.
Professeurs honoraires :
MM. JAUMES, PAULET (O. ✻), E. BERTIN-SANS (✻)
M. H. GOT, *Secrétaire honoraire*

Chargés de Cours complémentaires

Accouchements.	MM. VALLOIS, agrégé libre.
Clinique ann. des mal. syphil. et cutanées	BROUSSE, agrégé
Clinique annexe des mal. des vieillards. .	RAUZIER, Prof. adjoint
Pathologie externe	DeROUVILLE, agrégé.
Pathologie générale	RAYMOND, agrégé.

Agrégés en exercice

MM. BROUSSE	MM. VIRES	MM. SOUBEIRAN
DE ROUVILLE	VEDEL	GUERIN
PUECH	JEANBRAU	GAGNIERE
GALAVIELLE	POUJOL	GRYNFELTT Éd.
RAYMOND	ARDIN-DELTEIL	

M. IZARD, *secrétaire.*

Examinateurs de la Thèse

MM. FORGUE, *président.*	MM. JEANBRAU, *agrégé.*
ESTOR, *professeur.*	SOUBEIRAN, *agrégé.*

A LA MÉMOIRE DE

MA MÈRE ET DE MA SOEUR

A MON PÈRE

A MES FRÈRES ET SOEURS

J. DELCROS

A MA FIANCÉE

A MONSIEUR LE DOCTEUR CAMO

J. DELCROS

A MON PRÉSIDENT DÉ THÈSE

MONSIEUR LE PROFESSEUR FORGUE

J. DELCROS

AVANT-PROPOS

Ce n'est pas sans une certaine émotion, qu'arrivé au terme de nos études, nous évoquons aujourd'hui le souvenir de cette vie d'étudiant, au cours de laquelle nous connûmes à la fois le charme des heures folles de gaîté et d'insouciance, et l'amertume des jours cruels, de tristesse et de deuil. Nombreux sont, ceux qui, pendant cette longue étape, nous aidant de leurs bons conseils, nous encourageant dans les moments pénibles, nous ont donné les marques les plus sincères de sympathie et de bienveillant intérêt, et rendu ainsi la route plus facile. A tous, nous sommes heureux d'offrir ici le témoignagne public de notre reconnaissance et de notre respectueux attachement.

C'est d'abord notre père : il nous entoura sans cesse de sa plus tendre sollicitude ; c'est à lui que va aujourd'hui notre première pensée ; c'est à lui, le premier, que nous dédions ce modeste travail; qu'il soit le gage de notre profonde affection.

Ce sont nos maîtres de la Faculté :

M. le professeur Forgue, toujours si bienveillant pour nous, qui nous a fait le grand honneur d'accepter la présidence de notre thèse ; nous l'assurons de toute notre gratitude.

M. le professeur Estor, qui, dans maintes circonstances, nous a donné les preuves de la plus grande bonté ;

nous savons personnellement avec quelle autorité et quel dévouement il soigne les malades qui lui sont confiés ; c'est bien sincèrement et de tout notre cœur que nous le remercions.

M. le professeur Ville, dont la sympathie et l'accueil cordial, avec lesquels il nous a toujours reçu, nous ont vivement touché.

M. le professeur agrégé Jeanbrau, qui dans le cours de nos études, nous a témoigné la plus grande bienveillance, et dont les conseils nous ont été si précieux pour la rédaction de notre thèse.

C'est M. le docteur Camo, à qui nous ne saurions trop redire notre reconnaissance pour la sympathie et le dévouement dont il n'a cessé de nous donner des preuves. Du meilleur de notre âme nous le remercions. Nous sommes fier et heureux de débuter dans notre carrière médicale, guidé par l'expérience de ses longues années passées au chevet des malades ; nous tâcherons de nous rendre digne de la confiance dont il veut bien nous honorer.

Ce sont nos maîtres de l'hôpital de Perpignan : MM. les docteurs Massot, Sabarthès et Lutrand ; auprès d'eux, nous avons appris à examiner et à connaître le malade ; ils nous ont initié au côté pratique de nos études et nous l'ont fait aimer ; nous sommes heureux de leur offrir nos plus sincères remerciements.

Ce sont, enfin, tous nos amis, en particulier de Raymond, Suzanne, Rives, Cantier, Doufflagues, Cazajou, Roca, avec lesquels nous avons vécu ces inoubliables années de jeunesse. Ils partagèrent nos plaisirs et nos joies. Ils surent nous consoler aux heures douloureuses ; nous ne l'oublierons pas.

Pendant notre stage d'internat à l'hôpital de Perpignan,

et alors que nous étions attaché au service de chirurgie, dirigé par M. le docteur Massot, nous avons eu la bonne fortune d'observer un cas peu banal de luxation cervicale.

Il nous a été malheureusement impossible de faire un examen minutieux et complet de la moelle de notre blessé. Notre observation présente donc, surtout dans l'exposé des lésions anatomo-pathologiques, des lacunes que nous regrettons vivement, d'autant plus que l'examen histologique aurait pu éclairer singulièrement certains faits dont l'explication est encore restée un peu obscure. Malgré cela, nous eûmes l'idée d'en faire le sujet de notre thèse ; nous fûmes encouragé dans cette voie, par notre chef de service d'abord, puis par M. le professeur agrégé Jeanbrau et M. le professeur Forgue.

Nous n'avons certes pas la prétention d'écrire une monographie complète et détaillée des luxations cervicales ; nous avons simplement essayé d'exposer et d'analyser un fait, en mettant en relief les caractères principaux qui le distinguent des luxations ordinaires. Aussi avons-nous adopté l'ordre suivant :

Nous exposons d'abord notre observation personnelle, aussi complète que possible ; nous décrirons ensuite les lésions anatomo-pathologiques, en insistant sur celles observées par nous dans notre cas ; nous passons ensuite à l'étiologie et au mécanisme et nous étudions successivement la symptomatologie, le diagnostic et le pronostic, le traitement. Nous terminons par les conclusions.

SUR UN CAS

DE

LUXATION

DE LA

CINQUIÈME VERTÈBRE CERVICALE

AVEC SECTION DE LA MOELLE À CE NIVEAU

OBSERVATION PERSONNELLE

(Recueillie dans le service de M. le docteur Massot)

Le 25 mai, à 6 heures du soir, entre à l'hôpital Saint-Jean, de Perpignan, dans le service de M. le docteur Massot, le nommé Vassard, lutteur de profession, âgé de 25 ans.

Dans un assaut de lutte et au moment où il tenait son adversaire entre les bras pour mieux l'abattre, son pied a glissé et il est tombé par terre à la renverse; mais il est tombé en « faisant le pont », c'est-à-dire les pieds et la tête appuyant sur le sol et le reste du corps arcbouté en quelque sorte sur ces deux points d'appui. En même temps, il reçoit tout le poids de son adversaire tombé sur lui. Il essaie péniblement de se relever, cela lui est impossible. Un médecin appelé constate « qu'il a reçu un traumatisme grave entre les épaules » et le fait entrer à l'hôpital, *sans faire aucune tentative de réduction*.

Examen du malade. — À son arrivée, le blessé est en état

de shock ; la perte de connaissance sans être complète, est assez accentuée ; il ne répond pas aux questions qu'on lui pose pour établir son état civil ; on le couche avec difficulté ; ces manœuvres provoquent chez lui des manifestations de vive souffrance.

Antécédents héréditaires et personnels nuls.

A l'examen du rachis, nous ne constatons rien d'anormal sur la ligne des apophyses épineuses ; son aspect extérieur n'est nullement modifié ; il n'y a ni déformation, ni déviation, ni encoche. Le malade se plaint d'une douleur siégeant sur la colonne vertébrale, entre les saillies formées par le bord spinal des omoplates et des muscles qui s'y insèrent, au niveau des dernières cervicales environ ; à la palpation, cette douleur est plus exquise et mieux localisée ; son maximum d'intensité est au niveau des deux dernières vertèbres du cou.

La paraplégie est complète : impossible au blessé de faire exécuter le moindre mouvement à ses membres inférieurs ; si on soulève la jambe droite ou la jambe gauche, elles retombent l'une et l'autre inertes et flasques.

Le blessé remue facilement les bras et les avant-bras, mais les doigts sont engourdis ; il semble qu'il y ait là un léger degré de parésie.

Les réflexes rotulien et plantaire sont complètement abolis.

L'anesthésie à la piqûre, sur les membres inférieurs, est absolue ; elle est encore complète sur le tronc jusqu'au niveau d'un plan transversal passant par le troisième espace intercostal environ ; au dessus, elle est encore très atténuée.

Température. 37° ; pouls, 60, bien frappé.

Suites. — La nuit qui suit l'accident est agitée ; le blessé ne dort pas.

Le lendemain 20, nous constatons les mêmes phénomènes médullaires ; douze ventouses scarifiées sont appliquées le

long de la colonne vertébrale. Le malade parle difficilement ;
l'articulation des mots devient pénible. En outre, il y a de la
rétention d'urine, et nous sommes obligé de le sonder ; le passage de la sonde n'est nullement perçu ; il y a paralysie et in-
sensibilité de la vessie. Nous remarquons enfin que la verge
est en demi-érection. Le blessé a sa connaissance entière ; il
est apyrétique.

Le 27, la situation s'aggrave ; la respiration devient difficile;
les parois abdominales sont paralysées ; un peu de météorisme. Le blessé a de violentes nausées et il réclame un vomi-
tif. Ventouses sèches et sangsues.

Le 28, la paralysie a gagné les derniers espaces intercostaux ; l'articulation des mots devient impossible. Malgré toutes
les précautions d'asepsie prises dans les nombreux cathétéris-
mes, les urines deviennent troubles, alcalines et prennent
une forte odeur ammoniacale.

Le 29, la sensibilité semble revenir un peu ; le malade sent
parfois quand on le pince, mais cette sensation est très vague
et il ne peut localiser exactement le point touché. En revan-
che, la dyspnée augmente ; petit à petit tous les muscles thoraciques se paralysent. Nous constatons aussi de l'engorgement
hypostatique aux deux bases pulmonaires. Aucun trouble cardiaque ; pas de modifications oculo-pupillaires.

Le 30, la situation s'aggrave encore ; la respiration est absolument superficielle et légèrement stertoreuse ; les mouvements respiratoires sont petits et fréquents ; en même temps,
le pouls devient rapide et filiforme. Finalement, la mort survient par arrêt de la respiration le 31, à minuit, six jours après
l'accident.

Autopsie (pratiquée 24 heures après le décès). — Le sujet
est un homme d'une taille au-dessus de la moyenne ; membres
et buste bien proportionnés et très puissamment musclés. Incision sur la ligne des apophyses épineuses : les muscles les plus

superficiels sont intacts, mais ceux de la région profonde sont
fortement contusionnés ; certains sont comme broyés, il y a
des faisceaux musculaires rompus ; les fibres sont séparées
les unes des autres, et ces espaces intermusculaires sont rem-
plis par des caillots sanguins ; le tissu cellulaire est également
infiltré de sang. Notons au-dessous du grand oblique et du
grand droit postérieur de la tête, de chaque côté de la colonne
cervicale, un énorme épanchement sanguin.

Nous enlevons toutes les parties molles ; les ligaments jaunes
qui unissent les lames des troisième, quatrième et cinquième
vertèbres cervicales sont tiraillés, relâchés ; ceux qui unissent
les lames de la cinquième et de la sixième sont complètement
rompus ; il en est de même des ligaments interépineux et surépineux. A droite, l'articulation des apophyses transverses des
deux vertèbres est intacte ; seule, la capsule paraît avoir été
le siège d'une distension exagérée, sans présenter la moindre
trace d'autres lésions. A gauche, la capsule est complètement
rompue ; les surfaces articulaires, tout en ayant leurs rapports
normaux, paraissent avoir été atteintes par le traumatisme,
mais nous ne pouvons encore bien préciser la lésion. Un fait
nous frappe : c'est la mobilité exagérée que nous constatons
entre les deux pièces osseuses, mobilité surtout apparente dans
le sens antéro-postérieur. En effet, les deux vertèbres en question se laissent assez facilement écarter sur une largeur d'un
demi-centimètre environ ; et c'est surtout à gauche que cet
écartement est prononcé ; là, par cette sorte d'entrebaillement,
la substance médullaire fait hernie sous la forme d'une bouillie
rougeâtre ; et par le toucher, nous constatons facilement dans
cette bouillie, la présence de toutes petites particules solides à
bords aigus, comme de très fines esquilles osseuses. A ce niveau, il nous est impossible de retrouver même des traces des
méninges.

Nous libérons complètement le tronçon de colonne cervicale

dans lequel se trouvent comprises nos deux vertèbres ; nous nous rendons ainsi mieux compte des lésions.

D'abord à l'examen de la pièce, et vue surtout de profil, l'on est frappé de la disposition qu'affecte l'ensemble de la tige cervicale : les vertèbres sont comme tassées les unes sur les autres par leurs parties postérieures, et leur ensemble décrit une courbe dont la concavité en arrière est certainement exagérée ; les apophyses épineuses et les lames sont pressées fortement entre elles ; il semble qu'il y ait eu là un commencement de pénétration ; un degré de plus et elles éclataient. Les mouvements anormaux entre la cinquième et la sixième deviennent beaucoup plus apparents. En somme, la tige osseuse que nous avons sous les yeux est divisée en deux segments : l'un supérieur, formé par les deuxième, troisième, quatrième et cinquième vertèbres du cou ; l'autre inférieur, représenté par les sixième et septième cervicales et les vertèbres sous-jacentes ; ces deux segments sont complètement indépendants sur tous les points, sauf à l'extrémité articulaire droite. Tous les ligaments, même les grands ligaments communs, antérieur et postérieur, sont rompus. Les méninges sont complètement déchirées ; la moëlle est broyée.

Au point de vue osseux, il n'y a pas de fracture du corps vertébral ; le bord inférieur de la lame de la cinquième cervicale est arraché ; de même pour le bord supérieur de la lame de la sixième, qui présente des dentelures taillées obliquement de bas en haut et d'arrière en avant. Le disque intervertébral est arraché de la face inférieure du corps de la cinquième, et 'est resté tout entier adhérent à la face supérieure du corps de la sixième. A gauche, l'articulation intertransversaire, présente une lésion intéressante : la facette articulaire supérieure de la sixième vertèbre est légèrement éraillée sur son bord antéro-supérieur ; la facette articulaire inférieure de la cinquième est complètement écornée sur tout son bord postéro-inférieur.

En somme, il s'agit d'une luxation temporaire de la cinquième vertèbre cervicale sur la sixième luxation sans fracture, avec rupture de tous les ligaments et arrachement parcellaire des lames des deux vertèbres. Cette luxation a entraîné la section des méninges et le broiement complet de la moëlle épinière à son niveau. Nous verrons tout à l'heure par quel mécanisme elle s'est produite, et dans quelles conditions elle a pu se réduire spontanément et immédiatement après sa production.

CHAPITRE PREMIER

ANATOMIE PATHOLOGIQUE

Quelles sont les lésions qui caractérisent les luxations du rachis et en permettent la production, particulièrement au niveau de la région cervicale inférieure ? Un mot d'abord sur la conformation normale de cette région : le corps de chaque vertèbre est taillé obliquement d'arrière en avant et de haut en bas ; la face supérieure offre une courbure latérale, et la face inférieure présente, au contraire, une concavité antéro-postérieure ; les surfaces articulaires de ce nom sont taillées très obliquement, planes et regardent les supérieures en arrière et en dedans, les inférieures en avant et en dedans. Enfin, les pièces rachidiennes sont reliées entre elles par des articulations, des disques fibreux, des ligaments et des muscles; tous ces moyens d'union, dont quelques-uns sont très puissants, soudent pour ainsi dire entre elles les pièces vertébrales et en font un tout parfaitement homogène et très résistant. On peut donc se représenter la colonne vertébrale dans son ensemble comme une véritable tige, réunissant à la fois les qualités de flexibilité, d'élasticité et de résistance ; et l'on peut concevoir qu'un choc puisse se transmettre d'une extrémité à l'autre de cette tige, en se propageant, de pièce en pièce, jusqu'au point où, par suite de conditions anatomiques ou physiologiques spéciales, il se produit disjonction ou fracture.

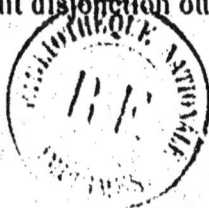

2

Nous allons passer en revue les lésions qu'on trouve dans les luxations cervicales, en insistant sur celles déjà notées dans notre observation.

Et d'abord, peut-il y avoir luxation sans fracture ? Longtemps on a cru impossible le déplacement sans fracture ; c'était l'opinion déjà formulée par Hippocrate, admise plus tard par Duverney et Louis ; et en effet, lorsqu'on fait attention à la solidité des articulations vertébrales, à la résistance des ligaments nombreux, dont la rupture est nécessaire pour qu'un déplacement puisse avoir lieu, au véritable engrenage des surfaces articulaires, on est disposé à douter de la possibilité des luxations traumatiques simples, et il semble tout d'abord qu'une fracture préalable en est la condition indispensable. Cependant cette théorie, déjà mise en doute par Fabrice de Hilden et Scultet, fut plus tard discutée et battue en brèche par plusieurs auteurs, Dupuytren en particulier ; depuis, des faits nombreux et irrécusables ont montré que si la doctrine d'Hippocrate pouvait être considérée exacte pour les vertèbres dorsales et lombaires, elle était fausse pour la région cervicale, où les luxations pures se rencontrent souvent. La nôtre entre dans ce cas : il nous paraît difficile, en effet, de décorer du nom de fractures les lésions osseuses minimes que nous avons trouvées ; et nous pouvons toujours affirmer que si fractures il y a eu, elles n'ont été que la conséquence de la luxation.

1° Lésions des vertèbres

En étudiant les dispositions anatomiques signalées par les auteurs dans les autopsies de luxations cervicales, on voit que trois variétés principales ont été observées :

a) Dans une première, le déplacement a lieu directement en avant et en bas, la vertèbre supérieure glissant d'arrière en avant sur le plan incliné que lui offre l'inférieure.

b) Dans une deuxième variété, extrêmement rare puisqu'on n'en a observé qu'un cas (observation de Stanley), la vertèbre supérieure glisse en arrière de l'inférieure.

c) Enfin, dans une troisième variété, tandis que le corps vertébral semble avoir subi une torsion avec projection hors de la ligne du rachis, l'une des apophyses articulaires inférieures se porte en avant de l'articulaire supérieure de la vertèbre sous-jacente et s'accroche au devant d'elle après l'avoir dépassée.

Pouvons-nous ranger notre luxation dans une de ces trois variétés ? Nous ne le pensons pas ; tout au plus se rapproche-t-elle de la troisième.

En effet, qu'avons-nous trouvé à l'autopsie ? D'un côté, des désordres médullaires extrêmement graves, puisque la moelle était réduite en bouillie ; de l'autre, un canal rachidien à calibre normal ; la cinquième et la sixième cervicales, dans leurs rapports normaux, présentent simplement entre elles, par suite de la rupture des ligaments, une mobilité exagérée. Que conclure devant ces deux faits, sinon qu'il y a eu véritablement luxation unilatérale en avant de la cinquième cervicale ; son apophyse articulaire inférieure gauche a perdu tout rapport avec sa congénère supérieure de la sixième ; le corps vertébral a pivoté de gauche à droite sur son axe vertical, après s'être séparé de son fibro-cartilage. D'où intrusion violente de la vertèbre dans le canal rachidien ; mais cette intrusion n'a été que temporaire, et après avoir commis dans ce canal des dégâts irréparables, la vertèbre déplacée est pour ainsi dire « rentrée dans ses cantonnements »; la luxation s'est réduite, et cette réduction a été spontanée.

Dans la majorité des cas, le disque intervertébral est rompu; quelquefois il est réduit en bouillie et a complètement disparu; quelquefois au contraire, il est arraché d'une de ses surfaces d'insertion, et on le retrouve tout entier adhérent à la surface opposée; dans ce cas, celle-ci est presque toujours l'inférieure

Les ligaments jaunes et surépineux, les ligaments et les petits muscles interépineux sont également rompus, les grands ligaments communs antérieur et postérieur eux-mêmes ont été dans notre cas déchirés.

Rappelons que nous avons trouvé la capsule articulaire droite intacte, mais lâche et tiraillée; la gauche complètement rompue; quant aux facettes articulaires, on voit que nous avons trouvé la facette supérieure gauche de la 5ᵉ vertèbre écornée sur tout son bord postéro-inférieur; au lieu d'être tranchant, ce bord est mousse et arrondi; et si on compare cette surface articulaire avec la même à droite, on voit facilement que le quart inférieur de cette surface a cédé, après avoir été soumis à une forte pression; nous verrons plus loin l'importance que nous attachons à cette lésion, minime au premier abord. Nous passons sur l'arrachement parcellaire des bords des lames de nos deux vertèbres.

Enfin, il est clair que dans le déplacement d'une apophyse transverse, le trou de conjugaison doit forcément subir certaines modifications. Richet, dans sa thèse de concours, cite une observation de luxation de la 6ᵉ cervicale sur la 7ᵉ, dans laquelle il a trouvé le trou de conjugaison, non plus arrondi, mais allongé, rétréci en forme d'S; modifications importantes, lorsqu'on se rappelle que c'est par ces trous que s'engagent les nerfs cervicaux.

Remarquons, en terminant, que les déchirures d'une ou des deux artères vertébrales sont excessivement rares ; quelquefois, cependant, et quand la luxation s'accompagne de fracture, on a noté leur rupture. Dans un cas de luxation de la dernière cervicale sur la première dorsale, observé à Perpignan, dans le service de le Dr Massot, cas qui s'accompagnait de fracture de l'apophyse épineuse et de la lame de la dernière cervicale, on a trouvé à l'autopsie, une contusion de la moelle avec infiltration sanguine ; les deux artères vertébrales étaient rompues.

2° LÉSIONS DES PARTIES MOLLES ENDO-VERTÉBRALES

Les méninges peuvent être absolument respectées, et dans l'immense majorité des cas, on les a trouvées intactes, nous savons d'ailleurs que la dure-mère est très résistante. Une autre raison anatomique explique ce fait : la moelle, avec ses enveloppes ne remplit pas exactement l'intérieur du canal rachidien ; entre la dure-mère et la surface osseuse, se trouve un espace contenant une substance rougeâtre, molle, et de nombreux plexus veineux ; ajoutons que cette disposition est très remarquable à la région cervicale, où, dit Legouest, « le canal rachidien peut être ouvert, sans que la moelle et les méninges soient atteintes ». Mais les méninges paient souvent aussi leur tribut aux traumatismes ; elles éprouvent tantôt une tension considérable, comme dans la luxation en avant ; tantôt une torsion très prononcée, comme dans la luxation articulaire ; elles peuvent être pincées, contusionnées, déchirées partiellement ou totalement ; et dans l'autopsie de notre blessé, il nous a été impossible d'en retrouver des traces au niveau de la lésion.

Nous venons de voir comment les racines nerveuses peuvent être blessées dans leur passage à travers le trou de conjugaison. Étudions les lésions de la moelle.

Dans quelques cas, la moelle ne semble pas avoir beaucoup souffert du déplacement ; qu'on se rappelle le mot de Legouest, cité plus haut, et l'on comprendra qu'avec un déplacement minime, elle puisse échapper à l'action du traumatisme ; mais ce sont là, il faut bien le dire, des faits absolument exceptionnels. D'ailleurs, y a-t elle échappé complètement ? Et ne peut-on pas toujours se demander, après un traumatisme rachidien, si cette moelle, en apparence saine, a bien conservé toute l'intégrité de ses fonctions ? Quoi qu'il en soit, le névraxe est, en général, plus ou moins atteint dans une luxation cervicale. Et dans ce cas, il peut parcourir toute l'échelle des lésions, du simple froissement transitoire à la section complète et au broiement, en passant par les intermédiaires de compression, d'attrition et de section partielle. Il peut être dévié, soulevé dans un sens ou dans l'autre, comprimé, ramolli, contus ; il peut être, dans son épaisseur, le siège d'une véritable extravasation sanguine, par rupture des capillaires intra-médullaires, surtout si le blessé est un prédisposé, un artério-scléreux, ou un sujet atteint d'artérite syphilitique, par exemple. Dans des cas plus graves, la moelle est sectionnée, enfoncée par une forte pression, écrasée complètement et réduite à quelques libres, dont la valeur physiologique est plus que problématique. Nous avons vu, dans notre cas, qu'à travers l'espace laissé libre à gauche par l'entrebâillement des deux vertèbres intéressées, la substance médullaire faisait hernie, sous la forme d'une pulpe rougeâtre, résultant du mélange de cette substance et du sang épanché.

Enfin, à ces lésions propres de la moelle épinière, peu-

vent se joindre des infiltrations ou des épanchements de
sang, soit dans la cavité arachnoïdienne, soit dans le
rachis, entre la dure-mère et les vertèbres.

3° Lésions des parties molles péri-vertébrales

Les deux faits dominants dans ces lésions péri-verté-
brales sont : l'infiltration sanguine et les désordres musculaires, surtout dans les couches profondes. Ces muscles
sont contusionnés ; les plus petits sont dilacérés ; tous
sont infiltrés, et leurs fibres comme dissociées par des
caillots sanguins plus ou moins volumineux. Il en est de
même du tissu cellulaire sous-cutané ; et c'est un fait
quasi constant, d'après les observations des auteurs, de
trouver de chaque côté de la colonne cervicale des dépôts
sanguins, parfois considérables.

Plusieurs conclusions se dégagent naturellement de ce
court exposé anatomo-pathologique : la nécessité, pour
expliquer d'aussi graves désordres, d'un traumatisme
particulièrement violent ; la difficulté de poser un diagnostic précis des lésions ; l'extrême sévérité du pronostic.
Mais le fait le plus important est, sans contredit, le con-
traste qui existe entre l'importance des dégâts médullaires
et la minime gravité des lésions osseuses. Il faut, pour
expliquer les premières, admettre forcément l'existence à
un moment donné de l'accident, d'un déplacement et d'un
déplacement considérable ; mais nous avons trouvé à
l'autopsie, les segments vertébraux parfaitement en place.
Quand donc et comment s'est effectué ce déplacement ?
Comment concilier ces deux faits en si parfaite contradiction. C'est ce que nous allons étudier dans le chapitre
suivant.

CHAPITRE II

ÉTIOLOGIE ET MÉCANISME

Après avoir longtemps prêté à la discussion, l'étiologie des luxations rachidiennes est aujourd'hui bien connue ; les auteurs s'accordent pour reconnaître que ces lésions se produisent par l'un ou l'autre de ces deux mécanismes :

1° La flexion forcée par chute sur la tête, le corps étant fléchi ou sous le choc d'un coup violent sur la nuque ;

2° Un mouvement de rotation faisant pivoter de gauche à droite ou inversement le corps vertébral.

L'extension forcée de la colonne vertébrale n'est donc pas considérée comme un mécanisme de luxation.

Cependant, c'est là un mouvement physiologique facilement exécuté par la partie cervicale du rachis, et presque aussi étendu que la flexion. Or, nous pensons que, dans certains cas, rares il est vrai, mais qu'il est utile et intéressant de connaître, les luxations cervicales se font par le mécanisme de l'extension forcée avec torsion.

Reprenons l'histoire de l'accident, dont l'observation est le point de départ de notre thèse. Tout le monde sait que dans les assauts de lutte à main plate, le vainqueur doit renverser son adversaire sur le dos, de façon que les deux omoplates touchent simultanément le sol. Remarquons d'abord que l'adversaire de notre malade est un homme

qui ne lui cède ni en poids, ni en force ; or, à un moment
de l'assaut, notre blessé tient entre ses bras son rival.
Notre lutteur ainsi chargé, fait un faux mouvement qui
le renverse à terre ; mais étendant brusquement la tête
en arrière, il tombe non sur les épaules, mais sur l'occiput ; à ce moment, son corps représente une ligne courbe
dont les deux extrémités seules, la tête et les pieds, repo-
sent sur le sol ; et c'est sur cette arche à deux points d'appui que vient s'abattre tout le poids de son adversaire. Il
y a donc lieu de distinguer deux traumatismes consécu-
tifs ; un premier, quand l'occiput rencontre le sol ; un
second, quand le deuxième lutteur tombe sur Vassard. —
Que se passe-t-il dans la colonne cervicale ?

Au moment de la chute, celle-ci est en extension forcée et décrit une courbure assez fortement convexe en
avant, dont le point culminant est au niveau de la cinquième cervicale environ... Tous les muscles du cou sont
fortement contractés, de façon à transformer cet arc de
cercle, en une tige rigide et à lui donner le maximum de
résistance ; en outre, par suite de cette courbure, les vertèbres cervicales se tassent les unes sur les autres par
leurs parties postérieures ; l'imbrication des lames s'accentue ; les apophyses épineuses entrent en contact
intime, les espaces intervertébraux tendent au contraire à
bailler en avant et les ligaments antérieurs sont disten-
dus. L'occiput frappe sur le sol ; il y a là un traumatisme
violent qui, dans d'autres conditions, pourrait occasionner
une autre lésion, une fracture du crâne, par exemple ;
mais non, ce traumatisme, à partir du point percuté, se
propage de vertèbre en vertèbre le long de la colonne
osseuse jusqu'à la cinquième cervicale ; la tige représentée par la partie supérieure du rachis se trouve placée
entre deux forces : l'une, représentée par la résistance du

sol; l'autre, par le reste du corps; ainsi pressée, cette
tige, grâce à sa flexibilité, tend à exagérer sa courbure;
elle arrive ainsi à cette limite de flexibilité qu'elle ne peut
dépasser sans se rompre; alors elle se redresse brusquement, après avoir déchiré le ligament vertébral commun
antérieur; et ce redressement détermine la projection en
avant de la cinquième cervicale; de même que, lorsqu'on
tord un bâton flexible, s'il vient à rompre, l'extrémité la
plus mobile se déplace en avant... Et pourquoi la cinquième cervicale? Parce que c'est le point de moindre
résistance; point où les mouvements de la colonne cervicale offrent la plus grande étendue; parce que les cinq
vertèbres supérieures représentent un levier qui permet
à l'action d'avoir un effet plus énergique à ce niveau;
parce que c'est là que la courbure cervicale présente son
maximum d'intensité... Et les statistiques faites sur la
fréquence des luxations des diverses vertèbres cervicales,
montrent bien que cette fréquence va en augmentant de
la 2ᵉ et la 3ᵉ jusqu'à la 5ᵉ et la 6ᵉ.

Voilà donc le premier temps de notre luxation; c'est
la projection en avant de la colonne cervicale par extension forcée de la tête. Supposons maintenant, qu'au
moment de la chute, la tige courbe, représentée par la
colonne cervicale, soit orientée non pas suivant un axe
franchement sagittal, mais oblique à gauche; il s'ensuit
une obliquité latérale gauche, soit de la force, soit au
moins du point d'application de cette force, obliquité
accentuée par la contraction musculaire. Dans ce cas,
notre cinquième vertèbre n'est pas seulement projetée
d'arrière en avant; elle subit encore et en même temps
un mouvement de rotation, ou, si l'on veut, de torsion de
gauche à droite; elle décrit, en d'autres termes, un arc
de cercle dont le rayon serait représenté par l'espace

inter-transversaire et dont l'axe passerait par l'articulation inter-apophysaire restée normale et en place...

Dans ce double mouvement de projection et de torsion,
la capsule articulaire gauche, distendue d'abord, se rompt
ensuite ; il en est de même des ligaments postérieurs ; il
y a arrachement parcellaire du bord supérieur des lames;
le disque intervertébral, déjà froissé et contusionné par
le premier choc, est arraché ; la vertèbre est alors libre
de toutes ses attaches. Son apophyse articulaire inférieure vient buter contre sa similaire de la vertèbre située
au-dessous ; son bord inférieur ne peut résister à cette
pression et il éclate sur une certaine étendue. Aucun
obstacle ne s'opposant plus désormais au déplacement de
notre vertèbre, celle-ci continue son mouvement de rotation, fait irruption dans le canal rachidien, rencontre la
moelle et ses enveloppes ; ces dernières sont rompues ;
et le névraxe n'étant plus protégé, est broyé *guillotiné*
par le glissement vertébral.

Mais nous avons vu que la luxation s'était réduite
spontanément, après s'être produite. Comment et par
quel mécanisme ?

La tige courbe s'est brisée ; elle a fléchi ; en outre, et
c'est ici que nous faisons intervenir l'action du second
traumatisme, elle reçoit tout le poids du second lutteur.
A ce moment, tous les ligaments sont déchirés ; les muscles, tout à l'heure si puissamment contractés, sont lâches
au repos ; certains sont contusionnés ; ils n'offrent plus,
ils ne peuvent plus offrir la même résistance ; et la colonne cervicale, désormais rectiligne, s'affaisse sur le sol.
Il est bon de remarquer, qu'aucun obstacle ne s'opposant
à la réduction, on pourrait admettre que la tête seule
puisse, à la rigueur, par le fait de la pesanteur, entraîner

avec elle les cinq vertèbres cervicales et réduire ainsi le déplacement.

C'est une opinion admise par Halipré dans la *Revue française de Médecine et de Chirurgie*, à propos d'une observation que nous relaterons tout à l'heure. Mais, c'est une hypothèse qui, tout en s'appliquant à notre cas, jusqu'à un certain point, peut ne pas suffire à expliquer la réduction.

Notre lutteur étant tombé en arc de cercle, son adversaire, entraîné, le *colle* sur le sol. Sous l'influence de cette nouvelle chute et grâce à la nouvelle pression exercée, la cinquième vertèbre suit un mouvement inverse de celui exposé tout à l'heure ; pivotant sur son axe, d'avant en arrière, elle reprend ses rapports normaux, avec d'autant plus de facilité que, le bord de sa facette articulaire gauche étant complètement écorné, il lui a été impossible de s'arcbouter contre la facette supérieure de la vertèbre sous jacente. C'est grâce à cette perte de substance, à cette sorte de brèche qu'offre cette facette, que la réduction est possible ; sans elle, nous aurions eu probablement la luxation classique, unilatérale par rotation, dans laquelle l'apophyse déplacée glisse au-devant de l'inférieure et s'y accroche ; avec elle, la réduction ne nécessite pas ce mouvement d'inflexion latérale, indispensable, dans la luxation ordinaire, pour élever l'apophyse articulaire déplacée et la déclancher.

Voilà donc, à notre avis, quel a été le mécanisme de cette luxation temporaire et de sa réduction immédiate et spontanée ; nous nous sommes basé, pour l'établir, sur les conditions spéciales dans lesquelles s'est produit l'accident et sur les données anatomo-pathologiques fournies par l'autopsie. L'on voit maintenant comment se complètent nos deux chapitres.

Nous avons maintenant, grâce au mécanisme invoqué, l'explication des lésions soit des parties osseuses, soit des parties molles ; et c'est grâce à l'analyse de ces lésions que nous avons pu préciser une étiologie un peu complexe et confuse au premier abord...

Parmi les très nombreuses observations publiées sur les luxations des vertèbres cervicales. Qu'on nous permette d'en citer ici quelques-unes, qui nous ont paru intéressantes, parce que, par plus d'un point, elles se rapprochent de la nôtre.

OBSERVATION

Halipré. — *Revue française de médecine et de chirurgie*, 1903.)

Un homme de 68 ans, présente, à la suite d'une chute sur le dos dans un escalier, une paraplégie des quatre membres, qui s'installe progressivement et n'est complète que six jours après l'accident. L'anesthésie à la piqûre est absolue sur les membres et sur le tronc jusqu'au niveau d'un plan transversal, passant en avant, par la ligne bi-mamelonnaire, en arrière, par l'épine de l'omoplate. La sensibilité au froid reste perçue. Les réflexes rotulien, plantaire et cutané abdominal sont abolis. La verge est turgescente. Il y a rétention d'urine. Les muscles thoraciques sont paralysés. Le diaphragme seul continue d'assurer les mouvements respiratoires. Aucun trouble cardiaque. Pas de modifications oculo-pupillaires. La mort survient par arrêt de la respiration, six jours après l'accident.

Autopsie (pratiquée 24 heures après le décès). — Après incision de la peau sur la ligne des apophyses épineuses, on constate que la partie supérieure de la colonne vertébrale est portée en avant. La crête épineuse présente une encoche entre la quatrième et la cinquième vertèbre cervicale. En imprimant à la tête des mouvements de latéralité, on voit que la totalité des mouvements se passe entre la cinquième et la sixième vertèbre. En soulevant un peu la tête, on ramène la partie supérieure de la colonne cervicale en arrière, et on rétablit aisément les rapports normaux des vertèbres déplacées. Il existe donc une luxation de la cinquième sur la sixième cervicale, *luxation se réduisant avec la plus grande facilité.* D'ailleurs, l'examen complet de la région nous montre que les ligaments jaunes sont arrachés au niveau du bord supérieur des lames de la sixième cervicale. Le bord supérieur de ces lames est tranchant et complètement dénudé. La section des ligaments sus-épineux et inter-épineux entre les cinquième et sixième vertèbres cervicales, détermine immédiatement l'écartement des deux vertèbres, qui ne sont plus maintenues par les ligaments jaunes ni par le disque intervertébral ; la dure-mère apparaît par cette sorte d'entrebaillement, sur une étendue d'un centimètre environ. Elle est recouverte à ce niveau d'un petit caillot sanguin très limité, ne dépassant pas les dimensions d'une pièce de 0 fr. 50. Il n'y a pas, à proprement parler, d'hémorragie intra-rachidienne ; ce caillot ne pouvait exercer aucune compression sur la moëlle.

Il n'existe pas de fracture. Les corps vertébraux glissent l'un sur l'autre avec la plus grande facilité. Il s'agit exclusivement d'une luxation de la cinquième vertèbre cervicale.

Au niveau de la moëlle on constate un écrasement correspondant à l'émergence des cinquième, sixième et septième racines cervicales. Le petit caillot que nous avons signalé sur la face postérieure de la dure-mère étant détaché, on n'aperçoit aucune ecchymose à la surface de la moëlle. Mais à ce niveau, la moëlle, qui a conservé sa forme générale, est légèrement tuméfiée. Elle a perdu sa consistance normale, s'affaisse sur la table. La pie-mère est intacte. La section de la moëlle, entre les cinquième et sixième cervicales, montre que la substance nerveuse est complètement désagrégée, diffluente, particulièrement dans la région postérieure. A ce niveau, la substance médullaire fait hernie sous forme d'une bouillie rougeâtre dans l'espace compris entre les cornes postérieures.

Nous relevons dans cette observation quelques signes particuliers se rapprochant de ceux observés par nous dans notre cas : les lésions anatomo pathologiques ; l'abolition des réflexes ; l'absence de tout symptôme extérieur ; l'impossibilité dans laquelle s'est trouvée le chirurgien de poser un diagnostic précis, et de la lésion osseuse et de la nature et de l'importance de la lésion médullaire. Mais nous tenons à insister surtout sur ce fait : il existait une luxation, mais une luxation se réduisant avec la plus grande facilité. Halipré n'hésite pas à employer le terme de luxation spontanée ; et il explique la possibilité de cette réduction spontanée par la déchirure de tous les ligaments, par l'arrachement du disque intervertébral et par la paralysie des muscles. Enfin, il fait jouer, dans ce mécanisme, un rôle prépondérant à la pesanteur ; pour lui, le poids seul de la tête suffit à entraîner avec elle la cinquième vertèbre déplacée, ainsi que les vertèbres situées au-dessus ; et la luxation est ainsi réduite spontanément.

OBSERVATION

(Bomby. — Thèse de Paris, 1864.)

B... Jean, portefaix, tombe à la suite d'un faux-pas, le corps plié en deux, portant sur la tête et sur le dos un sac pesant. Voici ce que l'on constate à son entrée à l'hôpital : face vultueuse, respiration pénible, diaphragmatique ; pouls vibrant, mais lent. Paralysie complète de la sensibilité et du mouvement dans les membres inférieurs. Paralysie des sphincters. Douleur vive dans la région postérieure de la nuque ; rigidité assez marquée du cou ; mouvements spontanés impossibles ; mouvements provoqués, douloureux et bornés. La face est légèrement inclinée vers l'épaule droite ; mais on le ramène parfaitement à la direction normale. Aucun signe extérieur sur la ligne des apophyses épineuses. Vive douleur à la pression, au niveau de la sixième cervicale. Mort par asphyxie le surlendemain de l'accident.

Autopsie. — A la région antérieure de la colonne vertébrale, large ecchymose au niveau des trois dernières cervicales ; cette ecchymose s'étend entre les muscles longs du cou, au-dessous de leur aponévrose d'enveloppe ; mais les muscles eux-mêmes sont intacts. Mobilité anormale de la cinquième sur la sixième cervicale, mais *sans déplacement ni saillie ; les deux vertèbres ont absolument conservé leurs rapports normaux.* Le grand surtout ligamenteux antérieur est déchiré sur toute sa largeur. Le grand ligament postérieur est intact. Le disque intervertébral est complètement arraché du corps de la cinquième vertèbre, et adhère dans toute son étendue à celui de la sixième. Les muscles interépineux, au même niveau, sont déchirés. Le ligament jaune droit est brisé ; la capsule articulaire du même côté est rompue ; la gauche a été seulement dilacérée dans sa moitié postérieure et interne. Léger épanchement dans le tissu cellulaire qui double la dure-mère ; méninges intactes ; après section de la moëlle, on trouve un caillot volumineux qui occupe toute l'épaisseur du renflement cervical ; à ce niveau, la substance médullaire est complètement détruite.

Le fait essentiel de cette observation, est comme dans notre cas, d'abord l'absence complète de tout déplacement au niveau de la lésion, pouvant faire reconnaître cette lésion pendant la vie, et expliquer la gravité des désordres

médullaires. Or, il fallait expliquer ces deux faits, décou-
verts à l'autopsie et en si évidente contradiction. Richet,
qui soigna le blessé, supposa d'abord que cette destruction de la moelle était due à un épanchement sanguin
siégeant dans cette moelle au niveau de la lésion.

Mais, et nous insistons sur ce point, il se demande
ensuite si une luxation véritable n'aurait pas réellement
existé ; luxation produite au moment de la violente flexion
de la tête sur la poitrine et facilitée par la rupture du
disque intervertébral, des autres ligaments et des muscles interépineux. Mais alors, il fallait admettre du même
coup, que cette luxation s'était réduite elle-même. Quand
et par quel mécanisme ? Richet ne nous le dit pas. Nous
retenons seulement ce fait ; il admet que la cinquième
vertèbre ait pu réellement se luxer, passer au devant du
corps de la sixième, pour déterminer la destruction de
l'axe nerveux rachidien et se réduire immédiatement et
d'elle-même.

Observation

(Monod. — Cité dans thèse de Bravy. Paris, 1903)

Jeune homme de 20 ans, tombe sur l'occiput, la tête fortement fléchie ; paraplégie absolue sans trouble des membres
inférieurs ; intelligence normale ; douleur légère dans la région cervicale, sans déformation appréciable de la colonne
vertébrale. Abolition complète des réflexes ; anesthésie aux
trois modes (tact, douleur, température), remontant jusqu'à
deux travers de doigt au-dessus de l'appendice xyphoïde. Rétention d'urine ; constipation. Demi-érection constante. Mort
trois jours après l'accident au milieu d'une hyperesthésie considérable.

Autopsie. — Mobilité anormale entre les cinquième et

3

sixième vertèbres cervicales, *sans déplacement*. Ligaments interépineux, sus-épineux et ligaments jaunes dilacérés ; en
avant, le disque intervertébral est écrasé et paraît être le siège
d'une infiltration sanguine. Au même niveau, le grand surtout
ligamenteux antérieur est partiellement détruit. Aucune trace
de fracture. La moëlle est contuse, mais elle semble n'avoir pas
subi de solution de continuité.

OBSERVATION

(Weiss. — Cité dans thèse de Bravy. Paris, 1903.)

Cocher, 36 ans. Tombe de son siège. Parole lente ; température abaissée ; pouls, 60.

Mouvements actifs des membres supérieurs et inférieurs
abolis. Mouvements passifs normaux. Anesthésie jusqu'aux
mamelons. Abolition des réflexes. Vessie et rectum paralysés.

Autopsie. — Section des ligaments entre la cinquième et la
sixième cervicales. Ecrasement de la moëlle à ce niveau.
OEdème pulmonaire.

Dans ces deux dernières observations le même problème se pose, impossible à résoudre, si l'on n'admet pas
l'existence d'une luxation et sa réduction spontanée.

Enfin, il est bon de donner ici l'opinion de Flückiger
sur cette question. Ce chirurgien allemand cite dans un
journal de médecine de Berlin, 1886 (*Berliner klinischen
Wochenschrift*), sous le titre « Luxation d'une vertèbre
cervicale », l'observation d'un homme qui, après une chute,
présenta tous les symptômes d'une lésion médullaire
dans la région cervicale, sans aucun signe extérieur de
luxation ou de fracture... Après des alternatives diverses
d'amélioration et d'aggravation, le blessé mourut deux

mois environ après l'accident... A l'autopsie, on ne
trouva ni fracture ni luxation. Mobilité anormale entre
les 3e, 4e et 5e vertèbres cervicales ; les disques intervertébraux étaient flasques et mous, sans résistance ; les
méninges intactes mais injectées ; la moelle ramollie,
déprimée et congestionnée, s'affaissait sur la table. Les
grands ligaments antérieur et postérieur étaient lâches,
comme s'ils avaient subi un fort tiraillement ; la plupart
des autres étaient déchirés partiellement ou tiraillés.
D'après Flückiger, il y avait eu une luxation, mais qui
s'était réduite immédiatement, grâce aux ligaments restés
intacts. Mais lorsque tous les moyens d'union ont été
rompus, il croit à la possibilité de la réduction spontanée,
car, dit-il, « de tels désordres médullaires ne peuvent
s'expliquer que par un déplacement considérable ; et
comme on ne trouve aucun changement dans les rapports
des segments vertébraux, il faut bien admettre qu'à un
moment donné un de ces segments s'est déplacé, a causé
ces désordres et a repris ensuite sa place ».

Nous concluons, avec Flückiger et Halipré, en admettant, dans certains cas spéciaux, l'existence de ces luxations temporaires, cause des lésions médullaires irréparables et dont il paraît impossible sur le vivant de poser
le diagnostic... Nous ajoutons qu'il nous paraît possible
qu'on ait quelquefois méconnu ces luxations et qu'on ait
attribué à toute autre mécanisme qu'au vrai, la cause
réelle et directe de la lésion du névraxe.

CHAPITRE III

ETUDE CLINIQUE

Nous n'avons pas ici l'intention de décrire la symptomatologie banale des luxations cervicales, décrite dans tous les ouvrages ; nous glisserons rapidement sur celle-là, pour insister sur certains points observés chez notre malade, et qui nous ont intéressé personnellement.

1° C'est à la suite d'un trauma toujours grave que se produisent ces luxations ; il n'est pas rare que les blessés perdent connaissance ; ce collapsus initial n'est pas constant ; mais il existe souvent ; et dans ce cas, il ne persiste guère. Lorsque le malade a recouvré ses sens, le phénomène le plus frappant est la douleur qui parfois s'irradie vers des régions, même éloignées du point lésé. Assez vague et relativement atténué d'abord, elle devient plus vive à la palpation et se localise mieux, devenant ainsi un signe clinique dont l'importance ne doit pas échapper au chirurgien.

2° *Déformation*. — Tous les auteurs ont décrit une déformation dans la série des apophyses épineuses, une attitude spéciale de la tête et du cou. Souvent cette déformation est réelle ; d'autres fois, elle existe, mais n'est pas perceptible, soit qu'elle est masquée par des épanchemens sanguins, soit, comme le dit Richet, « à cause d'une certaine rigidité des muscles qui entourent la tige rachidienne, et dont la contracture est telle qu'elle rend impossible l'appréciation des éminences osseuses profondes. » Le résultat de notre examen a été absolument négatif sur ce signe clinique, pourtant si précieux ; d'ailleurs cette absence de déformation révélatrice n'est pas si rare, puisque Chédevergne l'avait déjà noté : « Dans les solutions de continuité du rachis, la déformation peut faire défaut, et si les symptômes rationnels manquent en même temps qu'elle, plus d'une méprise est possible, qui sera préjudiciable au patient ».

3° *Troubles de la motilité.* — Nous passerons rapidement sur la paraplégie décrite dans tous les manuels ; nous rappellerons simplement que, chez notre malade, la sphère paralysée était, à peu de chose près, celle qui tire son innervation du segment médullaire situé au-dessous de la lésion. C'est ainsi que la paralysie s'est montrée dans les membres inférieurs, occupant aussi les muscles du tronc, abdominaux et intercostaux ; la paraplégie était complète ; l'abolition des mouvements volontaires absolue ; les membres soulevés retombaient lourdement, et les muscles étaient flasques. On a signalé parfois, outre l'abolition de la motilité, des signes d'excitation des nerfs moteurs dans les parties paralysées, convulsions cloniques partielles, simples soubresauts, secousses ou contractions spasmodiques; nous n'avons noté aucun de ces phénomènes. Quant à l'excitabilité électro-musculaire, examen que nous n'avons pu faire, l'étude des nombreuses observations publiées, montre qu'elle suit rigoureusement la marche de l'abolition de la motilité.

4° *Troubles de la sensibilité.* — Certains auteurs ont observé parfois, dans ces traumatismes rachidiens, que la sensibilité n'était aucunement intéressée. D'autres ont dit plus simplement que les troubles moteurs étaient plus fréquents que les troubles sensitifs. Schiff a expliqué ce fait en disant que « les

parties de la moëlle qui servent au mouvement étant plus vul-
nérables et plus délicates que celles qui servent à la sensibilité, elles perdaient, par suite, plus facilement leurs propriétés ». Denonvilliers et Gosselin l'ont attribué à l'inégalité de
volume des cordons nerveux. Mais ces faits-là sont la très rare
exception ; la règle, c'est que l'abolition de la sensibilité existe
toujours avec l'abolition de la motilité ; et nous en trouvons
la preuve dans la notion anatomique suivante : les racines antérieures et postérieures émergent de la même hauteur de la
moëlle. Si donc, une blessure intéresse l'axe médullaire sur
toute son épaisseur, les troubles sensitifs auront la même intensité et occuperont les mêmes zones que les phénomènes paralytiques. Ces troubles de la sensibilité se traduisent quelquefois par une perversion ou une exagération de la fonction ; le
plus souvent par une diminution pouvant aller jusqu'à l'anéantissement. Chez notre malade, l'anesthésie était absolue sur les
membres inférieurs, sur la paroi abdominale et sur la paroi
thoracique, jusqu'au niveau du troisième espace intercostal ;
au-dessus elle était encore très atténuée ; constatation importante pour le diagnostic ; et l'on peut dire, tout en faisant des
réserves, que cet anéantissement complet était une présomption en faveur d'une désorganisation complète de la tige médullaire.

5° *Troubles de l'action réflexe.* — En présence d'une luxation cervicale avec phénomènes médullaires, la grande question est de savoir si la continuité du névraxe est interrompue
ou non. Le pronostic des traumas du rachis et de son contenu
est, en effet, étroitement lié à l'état de la moëlle ; et nous savons
que la moëlle détruite ne se répare pas ; or, l'étude des modifications de la sensibilité et de la motricité ne permet pas de
préjuger exactement de la lésion médullaire, car leur paralysie
complète peut-être entraînée par la destruction de la moëlle
aussi bien que par sa contusion, par sa compression aussi bien

que par sa commotion ; on a donc été amené à penser que
l'étude des modifications des réflexes pouvait nous renseigner
sur cette grave question...

Quelle est la valeur de cette étude ?

À la suite d'expériences faites sur le chien, les physiologis-
tes ont démontré l'existence à différentes hauteurs de la moëlle
épinière, de centres réflexes ; ces expériences ont prouvé qu'a-
près section transversale complète de la moëlle, les réflexes
étaient exagérés ; c'est là, disent-ils, un phénomène constant,
et Wertheimer affirme l'avoir constaté dans plus de 400 expériences. Pour l'expliquer, ils admettent, qu'à l'état normal,
des centres encéphaliques jouent vis-à-vis des centres médullaires un rôle modérateur ou phrénateur ; les moyens de com-
munication entre ces centres étant supprimés par la section, le
frein cérébral ne fonctionne plus et les réflexes s'exagèrent.

Or, en 1890, un chirurgien anglais, Bastian, s'attacha à dé-
montrer, par l'expérimentation et l'observation de faits cliniques, que la moëlle étant sectionnée, chez l'homme, au niveau
de la région cervicale inférieure ou dorsale supérieure, les
réflexes tendineux, loin d'être exagérés, sont complètement
abolis ; et Bastian posa en principe que cette abolition complète
des réflexes permettait de conclure à une section totale de la
moëlle ; conclusion de la plus haute importance, puisqu'elle
mettait le chirurgien en possession d'un symptôme clinique
lui permettant de préjuger de l'état du névraxe ; que, partant,
elle élucidait singulièrement le diagnostic et tranchait définiti-
vement cette question si embarrassante de l'intervention chirurgicale ou de la simple expectation. Jackson, Bowly et Van
Gehuchten admirent cette conclusion. Mais la théorie nouvelle
ne rallia pas tous les suffrages : Delbet, à la Société de chirurgie et dans ses Leçons cliniques, plus tard Lambret, dans
le *Bulletin médical de Paris*, 1902, démontrèrent victorieuse-
ment l'erreur de Bastian ; leur opinion est conforme aux données physiologiques, et pour eux l'ancienne doctrine, qui re-

connaît à la moëlle le pouvoir excito-moteur, reste debout. Nous ne saurions mieux faire ici que de citer les propres conclusions de Delbet ; elles sont très catégoriques comme on va le voir :

« Mes expériences me permettent, dit-il, de répondre de la manière la plus formelle et contrairement aux idées de Bastian, Jackson et Bowlby ; oui, la moëlle, séparée de l'encéphale est capable de produire des réflexes ; oui, il y a des réflexes qui sont fonction médullaire. Là-dessus, il ne saurait y avoir aucune erreur d'interprétation. Dans la très grande majorité des cas, après séparation complète de la moëlle et de l'encéphale non seulement les réflexes persistent, mais encore s'exagèrent. Il n'est donc pas vrai de dire que la non-continuité du névraxe entraîne l'abolition des réflexes ; et pratiquement, quand, chez un malade traumatisé, les réflexes sont abolis, on n'a pas le droit d'en conclure que la moëlle est sectionnée. Bien au contraire, c'est quand les réflexes sont très exagérés qu'il est probable que la moëlle est coupée ».

Donc, la loi de Bastian est fausse ; elle contient, du moins, une grande part d'exagération. En effet, dans un cas, publié par Lambret dans le *Bulletin médical* de 1895, il s'agit d'un homme qui, après une chute sur la tête, présenta une paralysie flasque des deux membres inférieurs, une anesthésie remontant jusqu'à la ligne bi-mamelonnaire et une suppression absolue des réflexes patellaires. Le blessé mourut le surlendemain de l'accident ; l'autopsie montra que la colonne vertébrale était intacte ; mais au niveau de la troisième dorsale, il y avait un épanchement sanguin qui remplissait tout le canal, entourant la dure-mère et la tenant fortement appliqué contre la moëlle ; celle-ci était donc nettement comprimée à ce niveau, mais n'était ni sectionnée ni détruite. La conclusion s'impose : une simple compression suffit pour déterminer l'abolition des réflexes.

Quoi qu'il en soit, il reste un fait indéniable, c'est qu'il y a

dans l'histoire des traumatismes médullaires, des faits cliniques qui contredisent formellement les données physiologiques, et l'on observe souvent la suppression de l'action réflexe
dans les membres inférieurs après section de la moëlle cervicale.

Nous avons vu, dans le chapitre mécanisme et étiologie,
combien les traumas du rachis devaient être violents pour produire un déplacement et des désordres tels que ceux que nous
avons observés. D'un autre côté, il paraît fort naturel que les
parties dorsale et lombaire de la moëlle soient très sensibles
à cette mortification de la moëlle cervicale ; dans ces conditions, ne peut-on se demander si un traumatisme détruisant
la partie supérieure du névraxe n'étend pas son action aux
parties inférieures de ce névraxe pour y causer des lésions mi-
croscopiques sans doute, difficiles à déceler, mais réelles et
suffisantes pour arrêter son fonctionnement ? Nous savons que,
pour la commotion cérébrale, ce n'est qu'après les progrès
de la technique histologique et les perfectionnements apportés
par la méthode Golgi surtout, qu'on a pu, grâce à une analyse plus pénétrante déceler les altérations de dégénérescence
dans les délicats éléments cellulaires et les fibres des centres ;
nous sommes donc en droit de supposer qu'un examen microscopique minutieux de la moëlle de nos blessés pourrait révéler,
dans les cellules de cette moëlle, des lésions expliquant l'abolition des réflexes : hémorragie des cornes postérieures ; troubles de nutrition des cellules spinales ; compression des racines nerveuses, etc. Vulpian a dit « que dans la plupart des cas
où l'on n'a pas trouvé de lésion, on n'a pas pratiqué un examen assez approfondi. Et, ajoute-t-il, alors même qu'on ne
trouve pas d'altération microscopique, il est toujours permis
de conserver un doute, parce que l'histologie de la moëlle épinière n'a pas dit son dernier mot et que certaines modifications
de ce centre nerveux peuvent bien nous échapper, faute d'une
connaissance intime de sa structure ».

Nous trouvons en outre dans la *Revue de Neurologie* de 1901, les conclusions d'un célèbre neurologiste russe *Lapinsky*, dans lesquelles l'auteur affirme qu'il n'existe pas un seul cas d'interruption de la moëlle cervicale, où les réflexes manquent quand l'arc réflexe est sain et normal ; il cite deux observations personnelles dans lesquelles l'abolition des réflexes rotuliens est expliquée par la présence dans la corne postérieure d'une fine hémorragie. Il a fait également 22 expériences sur des chiens, et il a toujours trouvé dans leurs cellules ou leurs fibres médullaires des lésions pouvant parfaitement s'accorder avec les troubles réflexes observés chez l'homme. Voici d'ailleurs comment il termine son étude : « Il faut toujours chercher la cause dans une lésion organique ou dynamique de l'arc réflexe. Parmi les lésions organiques on peut trouver, soit une hémorragie ou un œdème de la masse grise de la moëlle, soit un certain degré de gonflement des fibres à myéline. Parfois, on peut se trouver en présence d'une quantité anormale de liquide céphalo-rachidien, d'où résultent une compression et des troubles diffus de nutrition des cellules spinales, des fibres des racines antérieures et des branches collatérales longues des racines postérieures. Parmi les causes dynamiques, on peut invoquer, soit une excitation générale et un état d'irritation de la partie rompue du névraxe, soit une compression ou une tension des racines postérieures pouvant provoquer la disparition des réflexes, non seulement dans des points voisins de la région traumatisée, mais encore dans des segments éloignés. Enfin, nous trouvons dans la *Revue Neurologique* de 1905, une observation citée par Laignel-Lavastine, dans laquelle, un homme qui tomba d'un échafaudage présenta une paralysie flasque des quatre membres et mourut le lendemain. A l'autopsie, on trouva un aplatissement de la moëlle et des suffusions sanguines au niveau de la lésion. Mais ce qui fait surtout l'intérêt de l'observation, c'est la rapidité d'apparition des lésions cellulaires : 20 heures après le traumatisme, non seulement les cellules nerveuses au voisinage immédiat des hémorragies, mais celles des segments éloignés du foyer principal, présentaient tous les degrés de la dégénérescence

Mais supposons négatifs les résultats de tout examen histologique ; il est possible de donner du phénomène une autre interprétation. Un choc détruit le névraxe à sa partie supérieure : ce choc est le point de départ d'un ébranlement qui se transmet tout le long de la tige médullaire, anéantissant brusquement ses fonctions, sans léser ses éléments. Ce serait là, à la suite de cette secousse violente, une sorte de stupéfaction de la moëlle, un véritable *épuisement nerveux*. Il en est de même, dans les traumatismes crâniens, quand Duret explique l'arrêt du fonctionnement encéphalique par le choc du liquide céphalo-rachidien ; et rapprochant alors les deux faits, nous pouvons dire de la moëlle ce qu'on a dit du cerveau : l'arrêt du fonctionnement est dû à une inhibition brusque, sans lésion matérielle, *sine materia*. Ce n'est pas tout : la physiologie nous apprend qu'une anémie instantanée de la moëlle, par ligature de l'aorte, par exemple, détermine une paralysie immédiate de tous les mouvements volontaires ou réflexes ; mais alors, pourquoi, sous l'influence de cet ébranlement, ne se produirait-il pas dans la moëlle, comme cela se produit dans le cerveau, un trouble vaso-moteur entraînant une ischémie subite, et par suite une abolition de la motricité active et réflexe ? Comme l'on voit, nous touchons ici à une notion qui, sans être nouvelle, n'a pas encore été croyons-nous, bien élucidée ; c'est la question de la commotion médullaire. Quelle est des deux théories que nous venons d'exposer trop rapidement, celle que nous devons accepter, pour expliquer dans notre cas l'abolition des réflexes ? Est-elle due à ce phénomène de commotion médullaire pouvant persister jusqu'à la mort du sujet ? Ou bien, existe-t-il réellement des lésions histologiques capables d'anéantir le pouvoir excito-moteur du névraxe ? Nous ne saurions trancher la question ; peut-être les deux mécanismes jouent-ils chacun leur rôle. Mais quelle que soit la théorie admise, nous devons reconnaître que, pratiquement, elle ne sera d'aucun secours au chirurgien, parce qu'elle ne le mettra pas en possession du signe clinique lui permettant de diagnostiquer exactement la nature et l'étendue de la lésion médullaire, et partant, d'asseoir sur des bases sûres l'opportunité ou la non-utilité de son intervention. Un moment, Bastian avait cru pouvoir donner ce symptôme important, mais sa doctrine a été reconnue fausse, au moins très exagérée ; et depuis, ni la physiologie, ni l'anatomie pathologique n'ont pu trouver aucune solution à ce problème, d'un si puissant intérêt pour nous et d'une si importante gravité pour le patient.

6° *Troubles urinaires.* — De la lecture de notre observation, nous ne pouvons tirer de grandes conclusions, relativement à la fonction urinaire. Si la miction volontaire a été supprimée, au point de nécessiter le cathétérisme bi-quotidien, c'est simplement par le fait de la paralysie générale, cette paralysie atteignant non seulement les muscles de la vie volontaire, mais encore ceux de la vie organique. Nous notons pourtant un fait assez intéressant : notre blessé est entré à l'hôpital le 25 au soir, immédiatement après l'accident ; et le 28, c'est-à-dire deux jours après, nous constatons que les urines sont troubles, alcalines, et ont pris une forte odeur ammoniacale ; quantité normale. Ce qui nous frappe, ce n'est pas l'altération du liquide urinaire, phénomène observé fréquemment chez les paraplégiques, mais la rapidité avec laquelle est apparue cette altération. Si bien que l'on serait tenté de supposer avec Stanley, Schiff et Charcot, que sous l'influence directe de la lésion médullaire et par un vice de sécrétion des reins, l'urine était déjà alcaline avant de se rendre dans la vessie, et si l'on admet cette idée, on comprend combien son altération est alors rendue plus facile par le fait même de cette alcalinité. Il est vrai que la preuve de cette influence n'est pas encore faite. Et nous croyons que, même en l'admettant, il faut toujours compter avec ce facteur essentiel des modifications urinaires : le séjour prolongé dans le réservoir vésical, et penser à ce grand principe : la rétention favorise l'infection.

Quoi qu'il en soit, l'urine étant ainsi profondément modifiée, le revêtement épithélial de la vessie ne tarde pas à s'altérer à son tour, et ainsi se trouve constitué un véritable cercle vicieux ; l'altération des urines cause d'abord des lésions de la muqueuse et elle est ensuite entretenue par les lésions mêmes qu'elle a provoquées. Autant de complications qui viennent s'ajouter au tableau symptomatique déjà si sévère de notre luxation cervicale, pour en assombrir encore le pronostic.

7° *Troubles génitaux.* — La demi-érection présentée par notre malade, est un phénomène fréquent dans les lésions de la moëlle cervicale. Elle peut apparaître dès les premiers moments et persister jusqu'à la mort du blessé ; elle peut être aussi intermittente, ne durer que quelques instants disparaître pour réapparaître ensuite sous l'influence de la moindre excitation. Elle est toujours inconsciente, c'est-à-dire qu'elle n'est accompagnée ni d'aucun désir ni d'aucune sensation voluptueuse. Quelquefois, elle est suivie d'un écoulement plus ou moins considérable de sperme. Mais il ne faut pas considérer cet écoulement comme une véritable éjaculation ; celle-ci est un phénomène physiologique essentiellement actif, tandis que la prétendue éjaculation des paraplégiques par blessure médullaire n'est qu'un fait purement passif, dû probablement, quand il existe, à la compression des vésicules séminales par le globe vésical distendu. Ajoutons que la pathogénie de cette demi-érection est encore fort obscure.

8° *Troubles digestifs.* — Le symptôme le plus habituel est l'apparition de vomissements parfois tenaces, sans lésion aucune de l'appareil digestif. Notre blessé n'a eu que des nausées, violentes c'est vrai, mais qui ne sont pas arrivées jusqu'au vomissement proprement dit. Il a présenté aussi un météorisme assez prononcé ; il ne faut voir là qu'un simple accident dû à la paralysie générale ; cette paralysie, en effet, atteint à la fois et les fibres musculaires des parois intestinales et les muscles de la sangle abdominale. Les gaz ne trouvant plus devant eux aucune résistance, pour s'opposer à leur accumulation dans l'intestin, déterminent un tympanisme qui peut être considérable. Conséquence fâcheuse, car, comme le dit Richet, « l'abaissement du diaphragme peut s'en trouver particulièrement gêné ; et comme ce muscle est presque toujours alors le seul, parmi ceux qui concourent à l'acte de la respiration, qui ait conservé sa faculté motrice, l'asphyxie devient plus imminente encore ».

9° *Troubles de la respiration* — Presque tous les muscles respiratoires reçoivent leur innervation des points de la moelle situés au-dessous de notre lésion. Il n'est donc pas étonnant que toutes les puissances inspiratrices aient été paralysées. Seul, le diaphragme innervé par le nerf phrénique, qui naît des troisième et quatrième paires cervicales, au niveau de l'atlas et de l'axis, assure encore le jeu de la respiration. Mais son action ne peut être de longue durée et ne peut suffire à entretenir l'hématose ; de plus, le fonctionnement de ce muscle est, nous venons de le voir, parfois gêné par le tympanisme abdominal. On comprend le danger grave et imminent que court à ce moment le malade. Ce n'est pas tout ; les petits muscles bronchiques étant également paralysés, les bronches ne se contractent plus pour expulser les mucosités et elles s'engorgent, accentuant encore la gêne de la respiration. Chédevergne avait signalé d'une manière spéciale « ces phénomènes remarquables de catarrhe, traduits par des symptômes bronchiques considérables et des signes stéthoscopiques très accentués ». A ce moment, l'auscultation permet d'entendre des ronchus variables dans toute l'étendue du poumon, et aux bases une pluie de râles plus fins, signe évident d'un engouement hypostatique.

10° *Troubles de la circulation et de la calorification*. — L'effet immédiat d'une blessure médullaire dans la région cervicale est de ralentir les battements cardiaques. Nous n'avons pas noté ce ralentissement exagéré du pouls, déjà observé par Brodie en 1828 ; le pouls de notre malade est toujours resté normal, à 60, sauf quelques heures avant la mort où il est devenu petit et fréquent, par suite de l'affaiblissement progressif général. Quant à la température, elle est également restée normale : Fournet, dans sa thèse sur la température dans les fractures et les luxations vertébrales, a établi que l'hyperthermie était la règle, lorsque le trauma portait sur la partie supérieure du rachis. Et dans l'observation que nous avons citée plus haut, à propos des déchirures des artères vertébrales, on a noté, à la fin des accidents, la température excessive de 42°5.

Notre blessé n'a présenté ni les troubles oculo-pupillaires dus à l'influence de la lésion médullaire sur l'appareil de la vision et en particulier sur l'iris, ni les troubles trophiques par ralentissement de la nutrition. Nous n'insistons donc pas. Disons, en terminant, qu'il est curieux de voir, au milieu des désordres si variés et si graves, l'intelligence des malades rester parfaitement saine et lucide ; triste privilège accordé par la nature à ces blessés, puisque les lésions irréparables de la moelle, avec toutes leurs complications, équivalent à un arrêt de mort à bref délai.

CHAPITRE IV

DIAGNOSTIC ET PRONOSTIC

Les symptômes qui décèlent les lésions de l'axe nerveux central affectent en général une si grande netteté qu'ils ne peuvent laisser aucun doute sur l'existence de cette lésion. Toutes les fois qu'après un traumatisme ayant intéressé le rachis, directement ou indirectement, il se déclare, dans la partie inférieure du corps, une paralysie du mouvement et de la sensibilité, on peut affirmer que la moelle est atteinte. Bien plus, depuis que la topographie des centres médullaires est bien connue, grâce aux travaux particuliers de Thornburn, il est facile de localiser exactement le siège et de préciser presque mathématiquement la hauteur de la blessure médullaire. Certes, jusqu'ici, la chose est relativement aisée. Mais il n'en est plus de même lorsqu'il s'agit de diagnostiquer exactement :

1° La nature de la lésion osseuse ;

2° La nature et l'importance des lésions du névraxe.

Pourtant, ce sont là les deux questions essentielles qui se posent au chirurgien lorsqu'il se trouve en présence de tels blessés. Pouvions-nous y répondre dans notre cas particulier ?

Non, cela nous était impossible.

Et d'abord, quelle était la nature de la lésion rachidienne ? Etait-ce un fracture ? Etait-ce une luxation ? Rappelons que nous n'avons trouvé, à l'examen du rachis, ni déformation, ni déviation, ni saillie ; la tête du malade était mobile, sans la moindre attitude anormale ; le cou présentait sa direction naturelle, sans inflexion, ni rotation ; pas de plis cutanés sur la peau de la partie postérieure de la région. Nous n'avons constaté qu'un seul fait : la douleur vive, provoquée par la pression, au niveau de la région cervicale inférieure. Les troubles fonctionnels ne pouvaient pas davantage nous renseigner, puisque les fractures et les luxations donnent lieu aux mêmes symptômes médullaires. Tous les signes ordinaires de la luxation nous manquaient donc ; ils devaient nous manquer d'ailleurs, puisque l'examen nécroscopique nous a montré plus tard les deux vertèbres en place. Dans ces conditions, un diagnostic exact était matériellement irréalisable.

Même incertitude au point de vue de la nature et de l'importance des lésions médullaires. Quatre hypothèses principales étaient à envisager : l'hématorrachis, l'hématomyélie, la compression, la contusion.

Etait-ce de l'hématorrachis ? Mais nous savons que dans ce cas on observe de l'hyperesthésie, des douleurs irradiées, des mouvements spasmodiques, des convulsions, des contractures dans les membres paralysés, des phénomènes d'excitation, suivis de phénomènes de paralysie, avec exagération des mouvements réflexes. Or, notre malade n'a présenté aucun de ces symptômes ; nous avons noté, au contraire, des signes absolument opposés. Donc, pas d'hématorrachis.

Etait-ce de l'hématomyélie ? Certes, l'hématomyélie s'accompagne d'abolition de toutes les fonctions de la moelle. Mais son siège de prédilection est l'axe gris ; or, il est prouvé que cet axe gris est le centre dont l'influence se fait surtout sentir sur la nutrition ; c'est quand il est lésé qu'on observe ces troubles trophiques, tels qu'escharre, érythèmes, gangrènes, etc. ; c'est lui qui est atteint dans ces affections comme l'atrophie musculaire progressive et la paralysie infantile, où les lésions musculaires sont si prononcées. Mais nous n'avons pas trouvé sur notre blessé la moindre trace d'un trouble trophi-

que quelconque. Cette considération, jointe à ce fait anatomo-
pathologique que l'hématomyélie pure est extrêmement rare,
ne nous permettait donc pas de tabler d'une façon très probable sur cette seconde éventualité.

Restaient deux diagnostics possibles : ou la compression
simple, ou la contusion avec destruction plus ou moins complète de la moelle. Mais, parmi les symptômes observés, en
avons-nous trouvé un seul qui nous permette de pencher pour
l'une ou pour l'autre de ces deux hypothèses ? Les deux lésions ne sont-elles pas caractérisées par les mêmes signes cliniques, par la même marche progressive des phénomènes
morbides, par la même gravité de ces phénomènes ? Mais supposons que nous ayons pu établir à coup sûr le diagnostic de
contusion. Pouvions-nous affirmer que cette contusion ait pu
arriver jusqu'au broiement, alors que même l'examen du rachis ne nous donnait aucun signe nous permettant seulement
d'envisager la possibilité de cette destruction ? Et cette survie
elle-même de six jours, après un tel traumatisme, ne devait-
elle pas être pour nous, quoi qu'en aient pu dire certains physio-
logistes, une présomption de plus en faveur de désordres
moins graves ? La paralysie absolue de la motilité et de la sensibilité n'était pas une preuve : seul, le fait de l'abolition
des réflexes aurait pu nous donner une certitude ; mais nous
avons vu plus haut que telle n'était point là sa signification.
Une conclusion s'impose : le diagnostic complet des luxations
des vertèbres cervicales est toujours difficile à poser ; quelquefois, il est tellement hérissé de difficultés qu'il est matériellement impossible. Citons, en terminant, ce mot de Walther :
« Le diagnostic ferme de lésion de la moelle n'a pu être fait
dans aucun cas ; les symptômes cliniques sont insuffisants
pour indiquer au moins, dans les cas de section complète, la
nature exacte des lésions ; l'abolition des réflexes, en particulier, n'a pas la valeur qu'on lui a attribuée. »

Après ce que nous avons déjà dit, au cours de l'étude des

lésions anatomo-pathologiques et des symptômes, il est facile
de déduire ce que peut être le pronostic dans les luxations cervicales : il est toujours grave. Cette gravité s'explique non
seulement par l'atteinte de la moelle, mais encore par les mille
conséquences de la paralysie presque générale dont le malade
est atteint. Parmi les causes qui influent sur le résultat, il faut
donc surtout prendre en considération la nature de la lésion,
sa profondeur, la marche des accidents et les complications.
On peut dire d'une manière générale que le danger est d'autant plus grave et plus pressant que la lésion siège plus haut
dans la région cervicale, qu'elle est plus profonde, qu'il y a
une portion plus considérable de substance nerveuse détruite.
Dans ce dernier cas, le dénouement est fatal dans un laps de
temps plus ou moins court. A quelle époque la mort arrive-t-
elle dans les blessures de la moelle épinière et quelle durée
peut-on assigner à la vie quand cette blessure occupe la région
cervicale inférieure ? Les principes cliniques admis à ce sujet
par Astley Cooper, bien qu'ayant peut-être une forme trop
dogmatique, ont vu leur exactitude confirmée par l'expérience, et nous ne saurions encore ici faire mieux que de les
reproduire : « Dans les lésions de la moelle, situées à la région
cervicale inférieure, la mort survient du troisième au septième
jour, suivant que la lésion est au niveau de la cinquième, de la
sixième ou de la septième vertèbre ; ces blessés ne survivent
pas au delà d'une semaine, mais, très rarement, la mort arrive
le deuxième jour, alors même que la blessure correspond à
la septième cervicale. » Notre observation nous offre un exemple de survie jusqu'au sixième jour, alors que le névraxe était
broyé au niveau de la cinquième cervicale. Elle concorde
parfaitement avec les conclusions d'Astley Cooper. Nous
croyons cependant que les affirmations de ce chirurgien sont
trop absolues. D'après la lecture de nombreuses observations,
nous pouvons affirmer que très souvent le blessé meurt le deuxième ou le troisième jour, et la rapidité dans le dénouement

s'accentue, à mesure qu'on rencontre des lésions plus haut situées.

Mais ces lésions médullaires sont-elles toutes et fatalement mortelles ? Non, et certains auteurs ont signalé des cas de guérison. Des faits de Michaud, d'Ollivier, d'Élie Hard, des expériences de Brown-Séquard sembleraient indiquer qu'une destruction même étendue de la moelle est susceptible de réparation. Mais c'est là une rareté, et il nous paraît difficile, même dans les cas les plus favorables, d'admettre ce terme de guérison. En effet, la perte de substance subie par l'axe nerveux, à la suite d'une contusion, ne peut se réparer que par le processus ordinaire de cicatrisation. Que deviendra alors cette moelle dont les cellules nobles auront disparu pour faire place au banal tissu de soutien, incapable de jouir des propriétés si délicates, si importantes, si variées de la cellule nerveuse ? Quel est l'avenir de ce blessé, dont un des principaux organes est aussi profondément modifié dans sa structure intime ? Les travaux, publiés sur cette question, fourmillent d'observations intéressantes. On a vu apparaître, après ces traumatismes médullaires, les symptômes de l'atrophie musculaire progressive, de l'ataxie locomotrice, de la myélite, de la méningo-myélite, etc. ; et l'on sait combien misérable est la fin dans ces maladies de la moelle. Certes, nous savons que le traumatisme n'est pas le plus souvent nécessaire, dans la production de ces affections ; mais il semble bien qu'il y ait, dans les nombreux faits publiés plus qu'une simple coïncidence. Bastian a vu un sujet qui était tombé du haut d'une meule de foin ; il y avait eu paraplégie immédiate, et, huit jours après, disparition de cette paraplégie ; le malade vécut six mois et mourut d'atrophie musculaire. A l'autopsie, on constata une hématomyélie ancienne. Dans ce cas, pour n'en citer qu'un, ce caillot ancien ne pouvait-il pas être considéré comme la véritable cause occasionnelle de la maladie, jouant ainsi le rôle attribué, dans d'autres circonstances, au principe toxique ou infectieux ? D'autres, plus favorisés, parmi ces blessés, voient réapparaître peu à peu et progressivement, les fonctions un moment supprimées ; mais il persiste toujours des troubles, et des infirmités diverses, qui font du malade un malheureux ou un impotent. Chez l'un, les membres inférieurs deviennent paresseux, cette paresse pouvant aller, sous l'influence d'une émotion, par exemple, jusqu'à l'ataxie légère ; chez l'autre, l'incontinence d'urine et des matières fécales dure longtemps après le rétablissement des mouvements volontaires. Les facultés génitales peuvent rester altérées ; la circulation demeurer alanguie et la vie être ainsi menacée secondairement par de véritables crises de « pouls lent ».

Mais, nous le répétons, ces cas d'amélioration sont l'exception. Nous avons vu que le pronostic immédiat des luxations cervicales, avec lésion de la moelle, était très grave ; le pronostic éloigné, en cas de survie, ne l'est pas moins ; et, dans ces cas même, où les malades survivent, ce n'est qu'après de longues souffrances, et à travers mille dangers, qu'ils arrivent à la prétendue guérison.

CHAPITRE V

TRAITEMENT

Pour agir utilement, en présence d'une luxation cervicale, il faut être sûr de son diagnostic ; or, nous connaissons les difficultés, parfois insurmontables, qu'a le chirurgien de se rendre compte de la nature de la lésion rachidienne et de l'importance de la lésion médullaire. Et, de fait, l'histoire du traitement de ces luxations se ressent de ces hésitations et de cette incertitude. De tout temps, les chirurgiens ont essayé de soulager et même de guérir ces blessés ; les moyens employés pour cela, par Fabrice de Hilden, Ambroise Paré, etc., étaient sans doute grossiers ; mais la notion de l'intervention était déjà très nette dans leur esprit. Après eux, une longue période s'écoule, pendant laquelle on se garde bien d'intervenir ; cette abstention étant basée sur les insuccès des diverses tentatives faites à cette époque. Plus tard, en 1847, Malgaigne, dans son *Traité des fractures et luxations*, se range à une tout autre opinion : « On essayera de réduire, dit-il, soit par le simple redressement de la tête, soit en ajoutant au redressement un mouvement de propulsion en arrière ». Après lui, Richet déclare que « l'intervention est non seulement justifiée mais encore commandée. » Et il pose magistralement dans sa thèse de concours, les principes de la technique à suivre. Depuis, les auteurs se sont partagés, les uns prônant l'intervention dans tous les cas, les autres prêchant l'abstention. C'est ainsi que Walther affirme très catégoriquement que « l'intervention s'impose dans tous les cas, même en apparence les plus désespérés, parce que l'expérience nous apprend qu'il peut n'exister que des lésions bénignes, auxquelles il est possible de remédier par l'intervention ». Au contraire, Tillaux se montre très circonspect « parce qu'on agit trop souvent en aveugles ». Enfin, il en est d'autres qui, tantôt interviennent, et tantôt s'abstiennent, suivant que les accidents sont plus ou moins graves, plus ou moins accentués, que leur marche est plus ou moins rapide. Certes, la conduite de ces derniers auteurs est des plus logiques et des plus raisonnables. Mais toute la question est de savoir à quelles luxations la réduction est applicable, et dans quels cas l'abstention est de rigueur ; or, nous l'avons vu, c'est là une question qui, croyons-nous, n'est pas encore susceptible d'une solution satisfaisante. Il est évident que, en présence d'une luxation en avant, complète, mais surtout unilatérale, ayant déterminé des phénomènes paralytiques et des phénomènes d'asphyxie, qui menacent directement la vie du malade, si l'on croit n'avoir affaire qu'à une simple compression, si la nature et le degré du déplacement sont bien constatés et bien connus, il faut intervenir : la réduction s'impose. D'un autre côté dans la même luxation, l'on suppose que la moelle est profondément lésée, il faut s'abstenir, « la réduction, dit Richet, n'ayant pas le pouvoir de faire cesser des accidents, qui tiennent à une lésion définitive et irréparable du cordon rachidien ».

Enfin, nous savons qu'avec des symptômes très graves, peuvent n'exister que des lésions médullaires bénignes.

Nous n'entrerons pas à dessein dans le détail des manœuvres diverses nécessitées par la réduction ; nous rappellerons seulement qu'elles doivent être menées très prudemment, et nous dirons qu'il faut tenter cette réduction toutes les fois que l'on suppose être dans les conditions favorables exposées plus haut. Les nombreux succès enregistrés par divers chirurgiens sont un encouragement à marcher dans cette voie.

Nous ne parlerons pas non plus de la méthode sanglante ; la trépanation rachidienne, connue aussi sous le nom d'opération de Clyne ; elle est indiquée, dans les cas de complications, de fractures des lames ou des arcs, quand les lésions médullaires sont réparables. Les insuccès de cette méthode ont été nombreux ; cependant, la littérature chirurgicale de ces dernières années paraît plus rassurantes à cet égard. Les travaux de Sonnenburg, de Thornburn, de Chipault, de Péan, sur cette question, sont instructifs.

Supposons, étant donnée une luxation cervicale, que les conditions soient telles qu'elles exigent l'abstention. Nous disposons encore de moyens thérapeutiques bien faibles, illusoires le plus souvent, mais dont il convient de dire un mot.

Et d'abord, les émissions sanguines locales. Préconisées par tous les chirurgiens, au commencement de ce siècle, par Duplay et Legouest ensuite ; plus tard, sévèrement condamnée par Chédevergne, nous pensons qu'elles peuvent être de quelque utilité en présence d'accidents congestifs. C'est dans les mêmes conditions que Brown-Sequard a conseillé l'usage de l'ergot de seigle et de la belladone, se basant sur les propriétés qu'auraient ces substances de provoquer la contraction des capillaires. L'iodure de potassium a été également recommandé, mais d'une façon empirique, et sans qu'aucune donnée physiologique en ait légitimé l'emploi ; on a parfois utilisé encore la strychnine à la dose de 1 à 3 milligrammes, pour aider (?) au rétablissement des fonctions. Il faudra veiller à la rétention d'urine et pratiquer deux fois par jour un cathétérisme aseptique ; songer aux escharres et aux troubles trophiques possibles. A cet égard, les lits mécaniques et les gouttières de Bonnet rendront des services signalés. Enfin, dans les cas où l'on croira se trouver en présence d'une commotion médullaire importante, l'on pourra avoir recours aux courants électriques. Duchenne, de Boulogne, prétend avoir obtenu, par la faradisation, des cas de guérison remarquables.

Il nous reste maintenant à envisager la dernière question relative à notre cas particulier. Quelle devait être notre conduite à tenir ? Nous avons montré pourquoi nous n'avions pu poser un diagnostic précis. Dans ces conditions, il nous a paru préférable de nous abstenir, plutôt que d'agir en aveugle. Ajoutons que, si, à un moment, nous avions pu regretter de n'avoir pas fait appel aux ressources de la chirurgie, les résultats de l'autopsie ont vite fait de dissiper nos regrets, puisque la luxation était déjà réduite, et que la moelle était irrémédiablement atteinte. Une intervention, selon toute vraisemblance, n'aurait pu que précipiter le dénouement.

CONCLUSIONS

1° Les luxations cervicales peuvent se produire, et elles se produisent quelquefois, par le mécanisme de l'extension forcée compliquée de torsion violente de la vertèbre luxée sur la vertèbre sous-jacente.

2° Le diagnostic ferme de la lésion de la moelle, de la nature et de l'étendue de cette lésion est impossible, d'après l'analyse des symptômes cliniques ; l'abolition des réflexes en particulier est loin d'avoir la valeur que certains chirurgiens ont cru un moment pouvoir lui attribuer.

Le diagnostic de la lésion rachidienne est quelquefois aussi difficile.

3° Les luxations cervicales, même après un déplacement considérable, sont susceptibles, dans certains cas spéciaux, de se réduire spontanément et immédiatement.

4° Le pronostic est toujours grave ;

5° L'étude clinique étant impuissante dans ces cas à fixer le chirurgien sur la nature et l'importance des lésions, le traitement se trouve borné à quelques moyens thérapeutiques illusoires, qui n'ont pour but que de soulager le blessé, de prévenir ou même simplement d'atténuer les complications.

BIBLIOGRAPHIE

André. — Des luxations traumatiques des cinq dernières cervicales. (Thèse de Montpellier, 1895).

Aubert. — Des luxations des vertèbres cervicales (Thèse de Paris, 1880).

Bastian. — Revue des sciences médicales, t. XXXVI, p. 520.
— Société méd. et chir. de Londres. (The Lancet, 1890, ou Mercredi médical, 1890).

Bernheim. — Luxation traumatique de la région cervicale inférieure, compliquée d'hématomyélie (Revue médicale de l'Est, 1881).

Berthaud. — Luxation de la cinquième cervicale (Bull. Soc. anat., 1884).

Boinet. — Luxat. de la troisième sur la quatrième cervicale (Lyon Méd., 1884).

Bottry — Luxat. de la cinquième cervicale (Lyon Médical, 1882).

Bravy. — Contribution à l'étude clinique des compressions médullaires (Thèse de Paris, 1903).

Bomby. — Des luxations des cinq dernières cervicales (Thèse de Paris, 1864).

Broca. — Chirurgie du rachis (Gazette hebdomadaire, 1830).

Brown-Séquard. — Expériences sur des plaies de la moelle épinière (Gazette méd. de Paris; années 1849, 1850, 1851).

Chédevergne. — Des fractures indirectes de la colonne vertébrale (Mémoire de l'Ac. de médecine, 1870).

Chipault. — De la trépanation rachidienne (Gazette des Hôpitaux, 1890).
— VIIIe Congrès français de chirurgie (Bull. méd., 1894).

Coudray. — Luxation de la cinquième cervicale (Bull. Soc. anat., 1882).

Delbet. — Leçons cliniques de 1897.
— Société de chirurgie, 1901.

Duplay et Reclus. — Traité de chirurgie, Art. Rachis.

Flückiger. — Luxation temporaire d'une vertèbre cervicale (Klinischen Berliner Wochenschrift, 1880).

Forgue et Reclus. — Traité de thérapeutique chirurgicale.

Forgue. — Précis de pathologie externe.

Fournet. — De la température dans les fractures et les luxations du rachis (Thèse de Paris, 1877.

Halifré. — Luxation de la cinquième cervicale (Revue française de méd. et de chir., 1903).

Houël. — Des luxations traumatiques des cinq dernières cervicales (Thèse de Paris, 1848).

Laignel-Lavastine. — Hématomyélie traumatique (Revue neurologique, 1905).

Lambret. — Des modifications des réflexes dans les traumatismes médullaires (Bull. méd. de Paris, 1902).
— Considérations sur les fractures indirectes de la colonne vertébrale (Thèse de Lille, 1898).

Lapinsky. — De la valeur des réflexes dans les lésions médullaires (Revue neurologique, 1901).

Le Dentu et Delbet. — Traité de chirurgie, Art. Rachis.

Legouest. — Dictionnaire enciclopédique, Art. Rachis.

Lejars. — Traité de chirurgie d'urgence.

Malgaigne. — Traité des fractures et luxations.

Ménard. — Etude sur les fractures indirectes de la colonne vertébrale (Thèse de Paris, 1889).

Monod. — Diastasis de la cinquième cervicale (Bull. et Mém. Société de chirurgie de Paris, 1901).

Patel et Viannay. — Deux cas de luxations vertébrales (Gazette des Hôpitaux, 1903).

Pauly. — Compression de la moelle par les luxations vertébrales (Lyon médical, 1838).

Péan. — VIIIe Congrès français de chirurgie (Bull. méd., 1894).

Polaillon. — Luxat. incomplète de la cinquième cervicale (Progrès médical, 1885).

Richet. — Des luxations traumatiques du rachis (Thèse de concours, Paris, 1851).

Spira. — Considérations sur un cas de luxat. de la région cervicale inférieure (Thèse de Nancy, 1881).

Stolper. — Sur les luxat. et fractures de la colonne vertébrale (Allg. med. Central Zeitung, Presse médicale, 1897).

Tillaux. — Traité de clinique chirurgicale.

Truc. — Luxation de la quatrième cervicale (Lyon médical, 1884).

Van Gehuchten. — Un cas de compression de la moelle dorsale avec abolition des réflexes (Journal de neurolog., 1897).

Wagner de Kœnigshütte. — Luxations cervicales (Semaine médicale, 1884).

Walther. — Diagnostic des lésions médullaires (Revue neurologique, 1901).

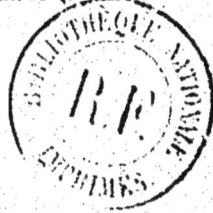

SERMENT

En présence des Maîtres de cette École, de mes chers condis-
ciples, et devant l'effigie d'Hippocrate, je promets et je jure, au
nom de l'Être suprême, d'être fidèle aux lois de l'honneur et de
la probité dans l'exercice de la Médecine. Je donnerai mes soins
gratuits à l'indigent, et n'exigerai jamais un salaire au-dessus
de mon travail. Admis dans l'intérieur des maisons, mes yeux
ne verront pas ce qui s'y passe; ma langue taira les secrets qui
me seront confiés, et mon état ne servira pas à corrompre les
mœurs ni à favoriser le crime. Respectueux et reconnaissant
envers mes Maîtres, je rendrai à leurs enfants l'instruction que
j'ai reçue de leurs pères.

Que les hommes m'accordent leur estime si je suis fidèle à mes
promesses! Que je sois couvert d'opprobre et méprisé de mes
confrères si j'y manque!

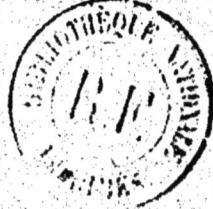

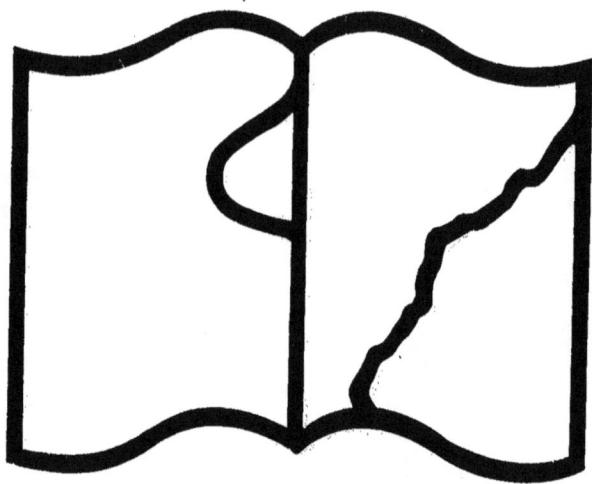

Texte détérioré — reliure défectueuse

NF Z 43-120-11